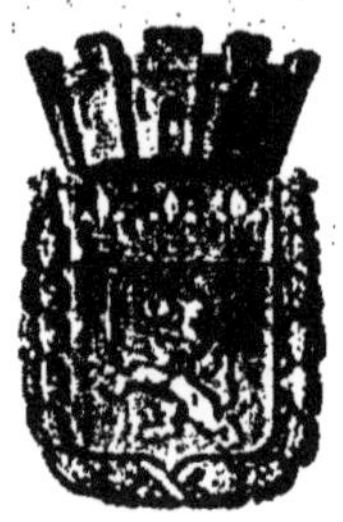

DOCUMENTS DE CRIMINOLOGIE
ET DE MÉDECINE LÉGALE

ESSAI
SUR UN MODE D'ÉVOLUTION
DE
L'INSTINCT SEXUEL

PAR

Le Dr J. ARRUFAT

EDITEURS
A. STORCK | G. MASSON
LYON | PARIS

DOCUMENTS DE CRIMINOLOGIE
ET DE MÉDECINE LÉGALE

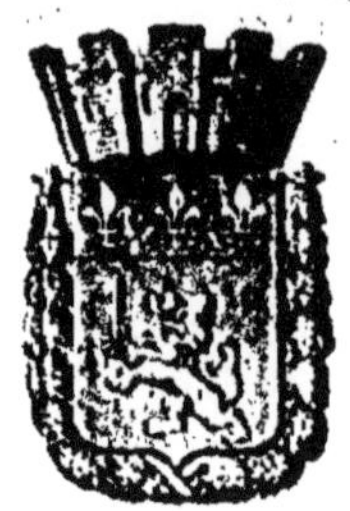

ESSAI SUR UN MODE D'ÉVOLUTION DE L'INSTINCT SEXUEL

PAR

Le Dr J. ARRUFAT

EDITEURS
A. STORCK | G. MASSON
LYON | PARIS

A LA MÉMOIRE DE MON PÈRE

Pharmacien-principal de l'Armée

INTRODUCTION

Cet essai, écrit à Lyon, dans le laboratoire d'Anthropologie criminelle et de Médecine légale, je le dédie scientifiquement à mon maître, le professeur Lacassagne.

C'est un hommage respectueux que j'adresse au savant; mais je veux surtout qu'il y voit un témoignage de reconnaissance : je n'oublie pas sa bienveillance, sa bonté pour moi.

Esprit large et compréhensif, amoureux des idées générales et passionné pour le vrai, c'est un véritable philosophe : si, comme l'a dit Renan « la philosophie n'est pas une science particulière, mais le résultat de toutes les sciences, le son, la lumière, la vibration qui sort de l'éther divin. »

Il admet tous les genres de recherches, les plus humbles comme les plus élevées ; elles contribuent toutes à l'évolution de l'esprit humain vers un progrès idéal, subjectif assurément, mais sans interruption et qui a la réalité de l'espèce. Il n'est pas satisfait par l'empirisme pur ; sans nier la faiblesse de la connaissance humaine, sans mépriser non plus les faits, qui sont la base de toute science, il demande après la constatation, l'interprétation.

C'est pourquoi je suis allé vers lui ; il a vite compris la question que je voulais étudier ; et, honneur dont je suis touché, il a mis en moi assez de confiance et d'estime pour me permettre, après que je lui eus exposé mes idées, de traiter mon sujet comme je l'entendais. Ceci n'est pas orgueil : c'est témoignage d'admiration pour le savant, vers qui m'a poussé ma tournure d'esprit et dont je suis l'élève. Il m'a ouvert sa bibliothèque, ses archives avec leurs documents multiples sur tous les faits sociologiques ; il m'a enfin donné les conseils bienveillants d'une longue expérience.

Pour toutes ces raisons le professeur Lacassagne est mon maître.

M. le docteur J. Chevalier vient d'apporter au monde scientifique son livre *de l'Inversion sexuelle* (1). Cette œuvre si complétée, la seule que nous possédions en France touchant ces questions délicates, c'est sa thèse inaugurale agrandie et remaniée : encore un travail du Laboratoire. Je ne voudrais pas lui comparer, ni même en rapprocher ce modeste et très court essai ; mais le livre de Chevalier est avant tout un traité clinique, écrit dans un but pratique et social, pour servir aux médecins et aux magistrats. Il y a bien sans doute un long chapitre intitulé : l'*Inversion dans l'histoire*: un autre *:Le problème anthropologique*; et voilà certes qui satisfera ceux qui aiment à s'élever au dessus des faits. Mais peut-être M. Chevalier voit-il trop souvent dans l'inversion « une déviation du mécanisme cérébral. » A son point de vue.

(1) Chevalier. *Une maladie de la personnalité. L'Inversion sexuelle.* Préface du docteur Laccassagne. 1893

il a raison : il ne recherche dans le passé que les éléments nécessaires à la compréhension du présent. Mon dessein est autre : si j'invoque parfois les faits actuels, ce sera pour remonter en arrière et vers ceux qui ne se rencontrent plus parce que les conditions d'expérience sont changées. Partisan de l'évolution, je crois que le passé est autre chose « qu'un objet de curiosité et de recherche dans les champs de la mort » (1)

Je dois quelques explications sur le titre et le sujet de ce travail ; je le ferai d'autant plus volontiers que je pourrai en même temps exposer la genèse de mes idées en la matière.

C'est au fond, une étude sur la pédérastie ; ce mot, je ne l'ai point voulu mettre en tête de ces pages : il n'en faudrait pas conclure qu'il m'ait fait peur ; en réalité, il m'a paru très insuffisant et même impropre : c'est la faute de son étymologie et du sens méprisant qui s'y attache de nos jours. Or je ne m'occupe pas des contemporains ; ce travail vaut seulement pour les temps primitifs et pour le monde ancien qui n'a pas vu le Christ. Ce qui ne m'empêchera nullement d'user de ce mot, pédérastie; c'est d'ailleurs à peu près le seul qui soit à ma disposition ; mais je le prendrai dans tous les cas avec le sens d'amour des mâles pour les mâles : ce qu'il y a de véritablement intéressant en ce sujet comme peut-être en tous autres, ce sont moins les faits extérieurs que les modifications intimes de l'être vivant.

Je n'ai point l'intention en ces lignes si courtes et vu le temps restreint dont je dispose, d'étudier aujourd'hui

(1) Chateaubriand. *Préface générale de ses œuvres*. Edition de 1826.

tout ce qu'a été la pédérastie; car, outre que c'est là une œuvre de longue étude, je n'ai surtout pas l'autorité réclamée pour en disserter. Il me plaît de considérer cet essai comme un cahier de notes jetées hâtivement sur le papier et qui sont à mes yeux les éléments d'un travail à venir; ce n'est ici qu'une simple esquisse : les traits en seront à peine appuyés; et certes, il en manquera surement quelques-uns.

Il s'est trouvé un peuple, qui a senti et admiré la beauté masculine à l'égal et même au delà de la beauté féminine, chez qui l'homme a été aimé par l'homme, avec les délicatesses, les pudeurs, les jalousies, les adorateurs, toutes les passions que fait naître la femme ; et cet amour s'est épanoui au grand jour, en plein soleil, sous le ciel de la Grèce, berceau du spiritualisme, et que nous autres Occidentaux aimons tous un peu à considérer comme la mère-patrie.

Aberration étrange, disent après avoir purement constaté les faits, historiens et médecins ; les historiens parce qu'ils jugent toujours un peu des choses en moralistes, et les médecins parce qu'ils voient des malades partout; quant aux psychologues de profession, ils se sont peu engagés dans l'étude analytique de ces phénomènes des temps passés ; ils ont aujourd'hui une tendance à venir chercher leurs sujets d'observation dans les hôpitaux, les asiles d'aliénés, les cours d'assises et la clientèle spéciale des névrothérapeutes. En quoi ils n'ont pas tort assurément ; mais, la conséquence, c'est qu'ils ne manient le plus souvent que des cas isolés, véritables malformations congénitales ou acquises dont la genèse est presqu'impossible à déterminer. Et d'ailleurs il est à craindre qu'ils ne méritent eux aussi le reproche jeté aux médecins : ils voient tous des malades ; ils ont raison dans leurs cas particuliers, mais lorsqu'ils s'agit d'un phénomène psychologique généralisé chez tout un peuple !

C'est que peut-être ils ont imprimé dans leur esprit un type idéal dont nous sommes les reproductions. Ces reproductions, il leur manque souvent quelques-uns des caractères du modèle, mais elles ne peuvent *normalement* en présenter de nouveaux, si bien que tout phénomène psychologique qui ne germe pas dans le type idéal sera considéré comme un accident, une excroissance bizarre et contre nature.

C'est là méconnaître le principe de l'évolution. A un ensemble de causes accidentelles et limitées dans leur durée correspond un phénomène pathologique ; à un ensemble de causes constantes dans leur nature et prolongées dans les temps correspond un phénomène physiologique.

Et c'est pourquoi j'oserai dire que la pédérastie chez les Grecs du siècle de Périclès n'a pas été, comme on le croit souvent, une manière d'endémie sexuelle.

Tels étaient primitivement et dans leurs grandes lignes le sujet et la conclusion de ce travail. La question était manifestement incomplète.

Il était impossible que l'amour entre hommes n'eût pas germé physiologiquement chez beaucoup d'autres peuples, avec les caractères particuliers qu'il revêtait chez les Grecs des ve et ive siècles avant Jésus-Christ, ou avec des caractères analogues mais appropriés au génie des diverses races ; et puis si la pédérastie, bien que profondément différente suivant les lieux, a été si répandue, presque la règle dans l'antiquité, n'y avait-il pas lieu de croire qu'elle n'était dans son essence intime qu'un héritage des premiers hommes ? Et alors la question s'élargit : Quelle est la véritable signification de la pédérastie, en ces temps reculés, et en dehors de toute corruption ou déchéance mentale ? Est-ce que chez les premiers hommes en voie d'évolution, en train de naître en quelque sorte, ce qui aujourd'hui se trouve être vraiment *contre* nature, n'était pas *selon* la nature ?

C'est là l'objet de ce travail. Œuvre difficile et délicate où je désespère d'être supportable ; car pour y réussir, il faut voir à la fois en sociologue, en médecin et en psychologue, et si nous étions encore au siècle dernier, pour faire une synthèse, je dirais : en philosophe.

J'ai bien peur que ces quelques prolégomènes ne fassent penser à quelques esprits mal orientés ou tout simplement folâtres, que je veux faire l'apologie de la pédérastie. Je déclare que ce n'est nullement mon intention. Et au surplus, ceci ne vaut guère que pour ceux là seulement qui sont susceptibles de lire avec l'intelligence, ce faible essai sans prétentions extérieures à moi, et où j'ai voulu, pour mon compte *tout personnel*, parvenir à une compréhension générale et large d'un phénomène curieux.

I

Tout peut servir à la reconstitution de l'état mental d'un peuple, son histoire, ses arts, ses lois, les œuvres de ses écrivains. Je ne puis guère, en parlant des Grecs des Ve et IVe siècles avant J.-C., trouver de documents ailleurs que dans les livres de Xénophon et de Platon ; car aujourd'hui, le reste est hors de ma portée. Mais, telle est la richesse et la profondeur de ces sources que malgré leur nombre exigu, elles ne laissent pas d'être fort suffisantes, et mêmes très supérieures à toutes autres.

Prenons les dialogues de Platon. Il en est un qui a ce titre : *Lysis ou de l'Amitié*. Comme toujours Socrate est en scène ; Ménexène vient lui dire : « Veux-tu nous suivre dans cette palestre, nous verrons un peu quelle société s'y tient ? — Oui, dit Socrate, mais je voudrais bien savoir ce que nous y ferons, et quel est là le beau garçon. — Chacun de nous en juge à ses goûts. — Assurément, reprend Socrate, puis s'adressant à un des assistants, jeune homme d'une vingtaine d'années : « Dis-moi, Hippothalès, quel est ton sentiment ? » A ces mots Hippothalès rougit, se trouble, et Socrate d'ajouter avec un sourire : « Ah ! je n'ai plus rien à te demander, je le sais maintenant, non seulement tu aimes, mais ton amour t'a mené loin. » Hippothalès balbutie, perd de plus en plus contenance ; on croit voir les assistants le regarder avec cet air, mélange de bienveillance, de douce ironie et de gaieté, habituel à ceux qui reçoivent une confidence amoureuse. Puis Ctésippe s'écrie : « Comment, Hippothalès tu rougis devant Socrate, et la honte te tient d'avouer ton amour ! Mais s'il restait seulement quelques heures avec toi, il serait excédé de t'entendre répéter le nom de ton bien-aimé. Oui, Socrate, il nous assourdit du nom de Lysis ; et lorsque par hasard, il lui arrive de boire quelque peu, le lendemain matin il nous semble entendre bourdonner dans nos oreilles le nom de Lysis. Passe encore s'il n'en parlait qu'en prose, mais c'est qu'il vient encore nous inonder de pièces de vers en son honneur..... Il a perdu son bon sens, il extravague, il est fou. »

Voilà un amour bien passionné ; à qui s'adresse-t-il ? à un jeune éphèbe de quinze ans. Et, comme s'il s'agissait d'une jeune fille, Socrate, après s'être informé, s'écrie : « Ah, les belles amours et combien dignes d'un jeune homme ! » Puis il fait à Hippothalès quelques remontrances ; c'est seulement sur la façon dont il parle à son bien-aimé : il le flatte avec excès, il va développer chez lui trop de présomption et de vanité.

Ctésippe remarque bien un peu plus loin : il n'y a rien dans ces amours qu'un enfant ne puisse entendre ; mais que signifient ces paroles de Socrate : « Un amant plus sage, mon cher, ne célebrerait pas ses amours avant d'avoir obtenu la victoire, il se défierait de l'avenir..... Que penserais-tu du chasseur qui s'amuserait à effrayer le gibier et le rendrait plus difficile à prendre ? »

Et cette peinture de mœurs, c'est la moitié du sujet d'un dialogue intitulé : *Lysis* ou de l'Amitié.

Dans le *Phèdre*, il est théorisé de l'amour : « C'est, dit Socrate, une passion irrésistible, une sorte de fureur, qui entraîne l'homme... » vers qui ? « ... vers *celui* dont la présence le charme sans cesse par la vue, par l'ouïe, par le toucher, par tous les sens. »

Dans le *Banquet* chacun des convives, à tour de rôle, fait l'apologie de l'amour. Phèdre célèbre l'amant et l'aimé comme au moyen-âge les troubadours chantaient le chevalier et sa dame. Il souhaiterait une armée composée de couples amoureux ; elle serait invincible. Harmodios et Aristogiton étaient liés par une de ces amitiés charnelles ; Hercule n'avait-il pas accompli ses douze travaux par amour d'Eurysthée ? et tous les jours les Grecs n'étaient-ils pas témoins de la puissance de ces passions masculines ? « Ce n'est que parmi les amants, dit Phèdre, que l'on sait mourir l'un pour l'autre. »

Bien mieux encore, et c'est le témoignage d'un autre convive, Pausanias : « tout le monde, à Athènes, s'intéressait à celui qui aimait. » On ne trouvait nullement étrange, qu'il eût « de lâches complaisances, qu'il joignît les larmes aux prières et aux serments, qu'il couchât à la porte de son bien-aimé et descendît à des bassesses qui auraient fait honte à un esclave. » « Tous, nous en sommes persuadés, il est très louable d'aimer et de payer de retour ceux qui nous aiment. » Et quand il ajoute : » Avec quel soin un père place auprès de ses enfants un gouverneur, qui veille sur eux, dont le devoir majeur est de les empêcher de converser avec ceux qui les aiment, » ne dirait-on pas qu'il s'agit de jeunes filles à protéger contre les séductions ?

Mais surtout il faut lire la petite scène naturaliste qui termine le Banquet. Alcibiade, légèrement pris de vin, arrive au milieu des convives ; sans soulever de protestations de la part de l'assistance, sans tirer du sage Socrate autre chose qu'un sourire, il raconte de quelle manière, et tout à fait charnelle, il a essayé de conquérir l'amitié et l'amour du philosophe. On peut juger comme, dans le cerveau des Grecs de cette époque, toutes les notions de bien, de beau et d'utile étaient enchevêtrées et formaient avec les passions sexuelles un amalgame que nous ne comprenons plus, parce qu'il s'est dissocié.

N'est-ce pas là la peinture de l'amour éternel ? L'homme est saisi, terrassé ; tout son être est tellement inondé par la lueur aveuglante, que tout ce qui n'est pas l'amour disparaît ; il n'agit plus, il ne pense plus, il ne vit plus : il aime. Il veut voir son amour, être près de lui, le toucher, l'entendre, le sentir ; et, quand il est en sa présence, alors, comme Hippothalès il rougit, il se trouble.

C'est l'amour de l'homme pour la femme : adoration et obsession ; c'est à Athènes l'amour de l'homme pour l'homme.

Mais à l'amour entre sexes différents, il y a un but : c'est au moins la recherche consciente ou inconsciente du plaisir. Dans ces amours grecques, n'y avait-il pas aussi un élément sensuel ?

C'est Platon qui répondra par son allégorie des deux coursiers de l'âme (1), symbole de l'être double et à

(1) Phèdre.

tendances contraires que nous sommes. L'un est blanc, de bonne race, docile; l'autre qui personnifie les instincts bas et grossiers, est noir, les oreilles velues, il ne respire que fureur et vanité, il n'obéit qu'avec peine.

« A la vue de l'objet aimable, quand le cocher sent les feux de l'amour se glisser dans son âme et l'aiguillon du désir faire bondir son cœur, le coursier docile, dominé par les lois de la pudeur, *se contient pour ne pas assaillir* le bienaimé. Mais l'autre coursier qui déjà ne reconnaît plus son maître, bondit et s'emporte ; il paralyse son guide et son compagnon et les entraîne *par force* vers l'objet aimé pour goûter près de lui les voluptés sensuelles. D'abord ceux-ci résistent, ils s'indignent contre une violence coupable et odieuse, mais à la fin quand le mal est sans bornes, ils se laissent entraîner, cèdent au coursier furieux et promettent de consentir à tout. Ils s'approchent du bel objet et contemplent cette resplendissante apparition. Mais alors, le cocher se souvient de la beauté éternelle, il lui semble la voir comme autrefois au séjour de la pureté, s'avancer à côté de la sagesse : Rempli de terreur religieuse, il se rejette en arrière, » et fait cabrer ses coursiers. Le coursier noir résiste avec fureur, il insulte son guide et son compagnon, « il leur reproche d'avoir par lâcheté et manque de cœur, abandonné leur poste et trahi leur serment. Malgré eux ils les contraint de revenir à la charge et accorde à peine à leurs prières quelques instants de délai. Quand cette trêve est expirée, ils feignent de n'y plus penser; mais lui, leur rappelle leur engagement, leur *fait violence*, hennissant de fureur. » Nouvelle approche du bien-aimé, nouvelle lutte ; le coursier noir ne cèdera que difficilement, il faudra à son compagnon et à son guide beaucoup de force et beaucoup d'énergie.

Vis-à-vis (1) le jeune homme aimé sentira, « *par un effet de l'âge,* la nécessité d'aimer et d'être aimé. Le bel enfant désire comme son amant, bien qu'avec moins d'ardeur, le voir, le toucher, l'embrasser, partager sa couche; et sans doute ce désir, il ne tardera pas à le satisfaire. Tandis qu'il repose à ses côtés, le coursier indocile de l'amant a beaucoup de choses à dire au cocher, et pour prix de tant de souffrances il implore un instant de plaisir. Le coursier du bien-aimé n'a rien à dire, mais il éprouve des transports qu'il ne comprend pas: l'aimé entoure son amant de ses bras, le couvre des baisers les plus tendres et tandis qu'ils reposent si près l'un de l'autre, il n'a pas la force de refuser les faveurs que son amant demandera. »

C'est, présentée d'une manière poétique mais exacte, l'intervention fatale, inévitable, du désir sensuel. D'abord l'attrait de la beauté, l'amour naissant; puis le désir qui germe et la tourmente des instincts d'en bas qui se déchaînent, précipitant tout l'être vers le plaisir. Les instincts supérieurs résistent : c'est un sacrilège; mais ils approchent quand même, ils contemplent le dieu, ils s'oublient dans leur extase; tout-à-coup, brutalement l'instinct grossier les réveille : nouvelle lutte acharnée. A qui la victoire ? Parfois au coursier noir; chez le sage seulement à la raison.

Puis à côté, l'innocence, l'inconscience du jeune homme qui est l'objet de cet amour. Il a besoin d'aimer

(1) Phèdre.

lui aussi et d'être aimé : c'est son âge qui le veut, l'observation en est curieuse sous la plume de l'austère Platon. Et comme on voit bien que chez ce bel enfant c'est l'instinct sexuel, le désir des sens en train de naître, qui seuls le guideront : il est à la merci de son amant.

Voilà qui pourrait tout aussi bien s'appliquer à une jeune fille et ce n'est pas un des caractères les moins bizarres de ces mœurs grecques : les hommes faits aimaient les jeunes éphèbes, exactement comme de nos jours ils sont attirés vers les femmes ; et les jeunes gens aimaient et se laissaient aimer comme une vierge ignorante qui sort du couvent.

Les Grecs témoins et acteurs de ces amours, les sentaient naturelles et ne s'en étonnaient guères ; ils assistaient pour ainsi dire au développement de ces passions en eux-mêmes, et ne cherchaient pas à se rendre compte de leur nature et de leur légitimité. Les esprits délicats, capables de concevoir l'amour en dehors de la sensualité, étaient rares. Il est probable, il est même certain : chez les Grecs l'élément plaisir triomphait dans ces amours. Ceci d'ailleurs importe peu : le fait psychologique a seul son importance.

Xénophon et surtout Platon à la suite de Socrate, s'élèvent avec fureur contre ceux qui se précipitent dans la jouissance (1) : « Comme une bête sauvage, violant l'ordre éternel, ils s'abandonnent au plaisir brutal, et, dans un commerce grossier, ils ne rougissent pas de poursuivre une volupté contre nature. » On le voit, ce que Platon et Socrate réprouvent c'est la seule recher-

(1) Phèdre.

che de cette volupté monstrueuse, comme un sacrilège qui salit l'amour ; ils devançaient l'avenir par le jugement sur les conséquences ; mais ils étaient encore trop Athéniens pour ne pas comprendre, sentir et même partager ces passions. D'ailleurs, leurs protestations et leurs réserves, bien peu les entendaient. « Jamais, dit Socrate à Critobule, tu ne mettras bouche contre bouche. » Et le disciple plein de bonne volonté dans la mesure de ses moyens, lui répond : « Sois tranquille, je ne poserai plus mes lèvres sur les lèvres d'un homme, s'il n'est beau. » Mais ce Socrate lui-même, qui faisait profession de ne rien savoir, fors l'amour, ne jouissait-il pas d'une renommée de coureur de beaux garçons? Dès qu'il apparaît dans le *Protagoras*, un ami lui demande s'il ne revient pas de sa chasse ordinaire. Devant les révélations les plus scabreuses, il sourit avec bonhommie : c'est le type du sage à l'esprit large et que rien ne scandalise. S'il aimait les jeunes gens, c'était chastement, ou tout au moins il savait et pouvait repousser loin de lui les désirs sensuels. Mais sa constitution psychologique, encore une fois, c'était celle de tous les Grecs. Ne conseillait-il pas simplement de fuir « devant ce monstre qu'on appelle un homme frais et joli. » (1) A Critobule qui donna un jour devant lui un baiser au fils d'Alcibiade, il disait : « Cesse, ou tu deviendras esclave, tu dépenseras beaucoup pour des plaisirs funestes. «

Il y a loin de ce ton bienveillant et de cet esprit pratique à l'ascétisme farouche de Platon. Platon chante l'amour entre hommes, promet aux couples vertueux l'immortalité resplendissante et bienheureuse ; mais il

(1) Xénophon. *Mémorables*.

tonne contre la chair avec la fureur d'un moine chrétien. C'est le précurseur de la haute spiritualité et du mysticisme, c'est l'esprit pur qui ne veut pas des beautés périssables d'ici-bas. Dans le *Banquet* il fait exprimer sa théorie de l'amour à une femme, Diotime, l'étrangère de Mantinée. On a dit que c'était une manière de protestation contre les mœurs de ses compatriotes. C'est bien possible ; mais on peut remarquer : Diotime veut qu'on s'élève de beauté en beauté jusqu'à la beauté divine, immatérielle, donc asexuelle ; en fait d'amour humain elle parle du seul amour des beaux corps sans préciser. Platon n'a-t-il pas voulu plutôt nous faire entendre que le sexe lui importait peu, par la raison que son amour n'avait rien de commun avec la terre ?

Toutes ces idées furent presque lettre-morte pour les contemporains. Sans réfléchir, sans théoriser, ils s'aimaient entre hommes ; l'amitié se confondait avec l'amour, et cet amour ne différait pas dans ses manifestations intérieures et extérieures, de celui qui à nos yeux unit selon la nature l'homme et la femme.

II

Un phénomène est posé : quels sont les autres phénomènes qui l'ont précédé, accompagné et suivi dans le temps ? C'est ce qu'on appelle la recherche des causes.

Un tel but une fois visé, il faut sortir de ce coin particulier de la vie des Grecs, pour essayer d'embrasser tout leur moi. Le Grec, dit M. Taine (1), « à demi exempt des professions et des métiers, sobre, n'ayant besoin que d'un toit et d'un manteau, ayant pour meubles quelques vases de terre, vivait tout entier pour la politique, la pensée et la guerre. » Cette existence, le sol, le climat, les évènements, avaient formé une race active, d'imagination vive et mobile, forte sans excès de puissance, riante sans folâtrerie, un ensemble d'hommes qui tous pouvaient sentir, au moins obscurément, la poésie et la beauté. Mais quelle poésie et quelle beauté ?

Nous regardons un peu trop les Grecs à travers notre propre moi, tel que l'ont façonné dix-huit cent ans de christianisme et deux civilisations raffinées, celle de la décadence romaine et la nôtre. Sans doute l'homme d'aujourd'hui, au fond de son être, ne diffère pas beaucoup de l'homme d'il y a deux mille ans ; mais celui-ci était plus jeune d'abord, et puis les conditions de milieu, partant de sensation et de pensée étaient tout autres que de nos jours.

Aussi ne faut-il point se récrier, lorsqu'on voit les contemporains de Socrate n'estimer dans l'ordre moral que le courage ou plutôt la force physique : la guerre antique avec ses luttes corps à corps et à l'arme blanche exigeait des hommes forts. Socrate lui-même, l'éducateur et le philosophe, qui sans cesse entretient les jeunes gens sur la sagesse, leur recommande avant tout de s'exercer, en vue de la guerre et de la victoire pour Athènes. C'est pourquoi, tous les jours, dans les palestres

(1) *La Fontaine et ses fables*, p. 142.

et les gymnases, les jeunes grecs. entièrement nus et frottés d'huile, se livraient tous ensemble à des simulacres de combat, corps entrelacés, poitrine contre poitrine, peau contre peau. Et là, les plus adroits et les plus forts, c'est-à-dire, en ce temps de vie libre au grand air, les mieux proportionnés et les plus beaux, étaient admirés avec l'enthousiasme que fait naître la jeunesse et l'excitation générale de ces luttes. Plutarque a bien vu quant il écrit dans son *Traité de l'Amour* (1) : « Ce n'est que d'hier ou de devant-hier, depuis que les jeunes garçons ont commencé en la Grèce à se despouiller et devestir nuds pour les exercices de la personne » que cet « amour des masles » s'est glissé es parcs et lieux où la jeunesse s'adresse à la lucte ».

D'un autre côté. comment les Grecs concevaient-ils la vertu ? Sous une forme qui nous paraîtra un peu trop pratique, à nous autres modernes, et même basse à des esprits très délicats. Socrate semble parfois ne voir en elle qu'un moyen de servir ses amis et de nuire à ses ennemis ; dans la pensée des Grecs la vertu était le chemin du bonheur ; c'est ce qui donna la vogue aux théories professées par les sophistes. Platon, si détaché de la matière, est obligé de se contredire lui-même, et d'écrire, visiblement pour ses compatriotes : « Dieu est le seul être dont le souverain bien ne réclame pas le plaisir comme une conséquence sans laquelle il n'existerait point. »

On parle de la finesse et de la légèreté de l'esprit attique ; cette finesse et cette légèreté sont très réelles ; mais il faut croire qu'on la peut retrouver jusque dans les actes et les paroles les moins relevés : car ce sont

(1) Plutarque : *De l'Amour*, trad. d'Amyot.

ces Attiques qui battaient des mains aux obscénités très peu intellectuelles à nos yeux, dont fourmillent certaines comédies d'Aristophane. Ce qui ne les empêchait nullement sans doute, d'être émus par la grandeur et l'élévation des tragédies de Sophocle ; et c'est pourquoi il ne faudrait pas se hâter de conclure que les Grecs étaient un peuple grossier. Ils étaient grossiers dans certaines circonstances par la raison qu'ils étaient toujours sensuels : et non pas d'une sensualité absorbante, tourmentée et mystique, qui semble le but et la fin de tout l'être, comme chez les Orientaux ; mais d'une sensualité de peuple libre et actif, une sensualité en quelque sorte inconsciente, qui est la recherche du maximum de vitalité de toutes nos facultés. Les Grecs avaient l'amour des jeux du corps, l'amour du grand air, l'amour de la lumière du soleil, « si belle et si douce », et devant toutes ces choses ils se sentaient troublés par un vague frisson en leurs âmes jeunes, prises encore dans les corps et qui n'étaient pas comme les nôtres séparées presque entièrement de la périphérie sensitive. Leur religion, qui voyait des dieux partout, n'exprime-t-elle pas l'effet que produisait sur eux le monde matériel : c'est « la mer divine », « la nuit pleine de dieux »; tout ce qui les enveloppait était vivant d'une vie toujours en rapport avec la leur.

Dès lors, s'il est une beauté que les Grecs pouvaient et devaient sentir, n'est-ce pas la beauté physique et spécialement la beauté plastique, la beauté du corps humain. Et, en effet, ils ont été amoureux des formes pures, des lignes et des contours harmonieux ; ils ont éprouvé pour la beauté corporelle une véritable idolâtrie.

Leurs jeux des fêtes olympiques n'étaient qu'une apothéose de la beauté. Leurs artistes n'ont pas essayé comme les modernes de fixer dans le marbre des sentiments et des volitions : ce n'est pas l'expression, mais la plastique parfaite, ce n'est pas le mouvement, c'est la forme qui donne la vie à leurs statues. Elles sont toutes posées naturellement et sans effort, immobiles, en un repos calme, respirant la force. Et tel est, même en notre siècle, le pouvoir de cette beauté, que beaucoup d'entre nous regardent la statuaire grecque antique comme l'unique et la maîtresse.

Mais ce peuple, si amoureux des lignes du corps, sentait-il la beauté féminine ? La réponse n'est pas douteuse : les Grecs étaient trop artistes. Seulement, il paraît (1) qu'en Attique, ce pays où les hommes naissaient si beaux, les belles femmes étaient rares. Mariées très jeunes, elles perdaient vite la fraîcheur qui souvent leur tenait lieu de beauté ; et les hommes, qui, rentrant de l'agora ou des gymnases, trouvaient au gynécée des traits flétris et effacés, évoquaient fatalement à côté les têtes si belles et les corps si harmonieux qu'ils venaient de quitter. Aussi les femmes étaient-elles obligées non-seulement par le désir de plaire, mais par une loi, d'être toujours fardées, les sourcils peints, vêtues de robes aux couleurs aimables, couvertes de bijoux et montées sur de hauts patins. Mais alors, devant cet équipage, les hommes pensaient aux courtisanes ; et celles-ci qui venaient d'Asie-Mineure et des îles de la mer Egée, lorsqu'elles étaient belles faisaient courir toute la Grèce. Le grave Socrate, suivi de quelques disciples, s'en va ren-

(1) De Pauw. — *Recherches philosophiques sur les Grecs.*

dre visite à la courtisane Théodote; il la considère en silence, dit ensuite quelques mots plaisants sur le métier qu'elle exerce, puis s'en va. Si les Grecs avaient été insensibles à la beauté des femmes, comment expliquer l'ascendant des Laïs, des Phryné, des Aspasie ? Il est vrai que beaucoup d'entre elles ne méritent pas l'épithète injurieuse dont les ont flétries quelques pédagogues. Entre autres, cette Aspasie qui fut la maîtresse de Périclès et enseigna l'éloquence à Athènes, était une femme supérieure à son sexe ; ses mœurs étaient libres sans être faciles ; son intelligence autant que sa beauté faisait sa puissance.

Mais, on peut en juger par les poètes comiques, les Grecs reprochaient à leurs femmes bien autres choses qu'une bouche ou une jambe mal faite. Aristophane nous dit qu'elles avaient l'esprit futile et vaniteux, qu'elles aimaient trop le vin et qu'elles ne songeaient qu'aux plaisirs d'amour ; bien souvent on croit assister à la peinture des mœurs d'une femme turque cloitrée sous la garde des ennuques. C'est qu'à part la polygamie, il n'y avait guère de différence entre la condition de la femme grecque en son gynécée et celle de la femme d'Orient en son harem. Le mari, les lois et les coutumes, la regardaient un peu trop comme une machine à faire des enfants; elle vivait recluse, oisive et ignorante de la vie.

Xénophon qui condamne sévèrement, je ne dis pas l'amour mais les relations charnelles entre hommes, est, avec quelques socratiques un des rares penseurs de son temps qui veuille faire de la femme l'égale du mari. Or que dit Socrate à Ischomaque dans l'*Economie* : « Est-il quelqu'un qui pénètre plus intimement dans tes affaires que ta femme ? Et pourtant est-il quelqu'un avec qui tu converses moins qu'avec elle ? » Et plus loin Ischomaque : « Elle n'avait pas quinze ans quand elle entra chez moi ; et jusque là elle avait vécu soumise à une excessive surveillance ; il fallait qu'elle ne vît, n'entendît et ne demandât presque rien. » Xenophon veut relever la femme, la placer à côté du mari, pour en être l'amie et la collaboratrice, partager les plaisirs et les peines. Cependant malgré cette hauteur de vues, quand Ischomaque entre dans les détails pour nous apprendre ce qu'il a fait de sa femme, il semble plutôt avoir façonné sa vie matérielle que son âme ; on n'est pas impunément de son temps.

Pourquoi s'étonner dès lors que les Grecs aient regardé comme supérieure la beauté masculine, et qu'ils aient jugé la recherche de la femme le seul désir de la volupté et de la procréation.

C'est ici le moment de répondre à une objection qui sera présentée : Pourquoi étudier la pédérastie chez les seuls Grecs, tandis qu'elle a fleuri sur toute l'antiquité, en Orient comme en Occident, dans l'Inde, chez les Perses, les Juifs, les Scythes, les Celtes, à Carthage, à Tyr, à Sidon, à Babylone, etc... et enfin à Rome, la ville où s'étaient donné rendez-vous avec les peuples toutes les luxures de la terre ?

C'est que l'amour des hommes paraît se présenter chez les Grecs et particulièrement chez les Athéniens, comme une synthèse de ce qu'il avait été, de ce qu'il était et de ce qu'il devait être durant tous les temps de l'antiquité. La Grèce n'a-t-elle pas été jusqu'au triomphe des Barbares, le trait d'union entre l'Orient et l'Occident?

D'ailleurs ce sont les Grecs des IIme et Ier siècles avant notre ère qui, avec leurs sciences, leurs arts, et toute leur civilisation si raffinée, ont, comme il advient toujours en pareil cas, apporté aux Romains leurs vices et en particulier la pédérastie. Les Romains, peuple rude, grossier, d'une vertu toute primitive et un peu fille de l'ignorance, furent bientôt corrompus ; et quand les Asiatiques arrivèrent derrière les Grecs, alors se déroulèrent les monstrueuses débauches de l'Empire. Mais à Rome la pédérastie fut toute materielle et rarement compliquée, on pourrait dire purifiée par un sentiment esthétique ; il faut bien remarquer que les Grecs, artistes et délicats, s'aimaient entre hommes libres. Au contraire, chez les Romains, au moins jusqu'à Jules César, c'était toujours l'esclave, être moins vil que nul, comme on disait alors, qui servait de jouet à son maître. Le jeune garçon de race ingénue, de par la loi devait être respecté.

Il l'était aussi par la raison que la beauté des formes était bien moins éclatante chez les Romains que chez les Grecs ; puis la condition de la femme était différente : sans doute, le droit ancien, identique à Rome et à Athènes, la plaçait toujours en tutelle et sous la dépendance absolue de l'homme ; mais elle n'était pas cloîtrée au fond d'un gynécée ; sa vie était active ; elle avait la majesté de la mère de famille, elle était l'égale de son mari.

Enfin une autre raison, la meilleure peut-être : les idées avaient progressé. Les hommes étaient parvenus à une conception moins matérielle de la beauté, de la vertu, de la chasteté. C'est pourquoi la pédérastie ne pouvait plus être, même chez les Grecs de cette époque, l'expression d'un état de l'être tout entier ; ceux qui sentaient la beauté, c'était avec la même intensité, mais d'une façon plus délicate, plus subtile, moins sensuelle que les Athéniens du siècle de Périclès. La pédérastie et non plus l'amour des hommes, se réfugiait chez les jouisseurs et les déséquilibrés ; si elle mena si grand bruit sous les empereurs, c'est que ceux-ci donnaient l'exemple et que ceux qui le pouvaient suivre étaient nombreux. Rome, à ce moment, n'était plus Rome, c'était la Ville Universelle, où s'étaient fondues en un composé bizarre les idées et les mœurs de toutes les races, — et entre toutes, celle de l'Orient.

Que fut la pédérastie en Asie durant l'antiquité ?

Cette question réclame une étude longue et spéciale ; il en faut aller chercher les éléments dans les écrits du peuple, chez les Perses, chez les Hindous. L'amour des hommes, chez les Asiatiques, semble avoir été un mélange de sensualité brutale et de mysticisme. Les femmes, accaparées par les rois et les seigneurs, manquaient : ajoutez l'imagination violente des Orientaux, la surexcitation génitale par les ardeurs du climat, et les mystères d'une religion qui tendait à l'excès le système nerveux.

Il faudrait aussi examiner les rapports de la pédérastie avec les vieilles traditions et croyances aryennes ; les anciens des époques classiques n'en comprenaient déjà plus le sens véritable ; et pourtant elles vivaient chez tous les peuples de l'antiquité, et on les retrouve défigurées jusqu'en plein moyen-âge chrétien. Elles se traduisaient par le culte de Priape et d'une foule d'autres simulacres obscènes : elles avaient leurs prêtres, leurs mystères, leurs initiés. A Paphos, l'image de la déesse Vénus était en pierre conique. A Amathonte une forme plus étrange encore la figurait : un hermaphrodite au menton barbu et tenant un phallus à la main.

Peut-être une clef du problème général est-elle là. Car ce sont les idées primitives d'une race, ses premières pensées en quelque sorte sur la sexualité, de celles qui ont été longuement et obscurément portées en son cerveau, et lentement ont germé sous l'influence des sensations accumulées durant des siècles. Ce qui donne leur intérêt aux actes d'une race, c'est la reconstitution de l'état mental contemporain de ces actes : or la race, considérée à une date déterminée ne se peut guère concevoir : il la faut regarder embrassant le passé avec le présent.

En élargissant encore ces idées, on peut essayer de chercher, comment physiologiquement l'homme a pu devenir pédéraste.

III

Il est probable, et c'est l'avis de M. Spencer (1) : les premiers hommes ont longtemps vécu la vie sauvage, éparpillés au hasard et par petits groupes errants. Encore engagés dans l'animalité, impulsifs, incapables

(1) H. Spencer. *Principes de Sociologie.*

de réflexion et presque de mémoire, le plaisir du moment, perçu vaguement en un moi embryonnaire, faisait cependant vibrer tout l'être et l'absorbait. Ils n'éprouvaient que les deux besoins qui sont le symbole de la matière vivante : se conserver et se reproduire ; c'était vers leur satisfaction, que sans relâche tendaient tous leurs efforts, tous leurs désirs obscurs.

C'est pourquoi les hommes de ces temps, s'accouplaient au gré de leurs caprices. Le mâle, brutal, aveuglé par la puissance de l'instinct, cherchait une femelle : c'est la raison de ces relations entre parents très rapprochés, que nous jugeons criminelles et incestueuses, et qui, fréquentes dans les sociétés jeunes, sont habituelles chez les animaux. Mais lorsque les femelles manquaient, et que le rût plus douloureux que la faim surexcitait les mâles, les erreurs du sexe se présentaient fatalement : l'homme allait vers l'homme. C'est ce qu'on pourrait appeler la pédérastie de la période d'animalité.

Aucun animal, dans un rapport sexuel, n'a le désir conscient de la reproduction, mais bien recherche le plaisir, et le plaisir égoïste. En réalité, ce qui a fait *naturel* l'instinct qui pousse l'homme vers la femme, le mâle vers la femelle, c'est la multiplicité des expériences durant les siècles écoulés. Mais l'instinct de la reproduction, ou plutôt la tendance qui nous pousse à satisfaire ce besoin est bien antérieure, et partant plus puissante. Elle existait en effet, et elle existe, chez l'animal asexué, chez le plus humble des êtres, la cellule ; et comme chez le plus élevé, toujours récompensée par le plaisir, qui n'est que le sentiment du libre jeu des organes, de la vitalité maxima.

En somme, tendance essentielle, irréductible, de la matière vivante : persister dans l'être, et non seulement comme individu, mais encore comme espèce.

N'est-il donc pas légitime de croire ; tout ce qui est l'homme d'aujourd'hui, sentiments, activité, pensée ; besoins, désirs, aspirations, n'est que la résultante actuelle de l'évolution de cette tendance première du protoplasma.

Alors on peut poser avec Littré : *l'altruisme est en corrélation avec la sexualité.*

Ce problème, divers penseurs l'ont abordé : ils ont essayé de déterminer la nature exacte de la corrélation. M. Arréat (1) les a critiqués et a tenté une synthèse. J'envisagerai dans le travail de M. Arréat les seules idées qui me pourront servir dans l'établissement des conclusions que je vise.

« La séparation des sexes, dit M. Arréat, a été un important moment dans l'évolution des tendances ou impulsions instinctives des êtres vivants. La sympathie ou plutot les sentiments tendres y ont leur origine. C'est à ce moment que les tendances premières ont commencé de prendre les formes de l'altruisme. Mais il reste toujours à rechercher si la relation dans le temps, des formes de la sympathie à la sexualité ne serait pas une *relation d'effet à cause.* » — La question est présentée : peut-on rattacher les formes supérieures de la sympathie au désir même de l'espèce ?

C'est l'avis de M. A. Bain. Il établit la prédominance, dans les émotions tendres, du plaisir causé par la sensation primitive du contact animal. « Chaque créature est

(1) Arréat *Altruisme et sexualité.* Rev. phil. Décembre 1886.

disposée à donner quelque chose pour le plaisir premier de l'embrassement. » Le toucher est donc pour Bain le sens fondamental et générique.

Mais pourquoi se trouve-t-il associé aux émotions tendres, simples et non sexuelles. Bain invoque la vive jouissance qui y est attachée dans la fonction reproductrice ; il se fait dès lors une association fatale entre la mise en activité du toucher et le plaisir sexuel, l'un rappelle l'autre. Que l'on considère maintenant le souvenir de ces opérations non pas seulement chez l'individu, mais dans la vie de toute l'espèce, et on comprend comment toute sympathie impliquant la joie de l'embrassement, et celle-ci rappelant la joie de l'amour, ce soit dans l'instinct sexuel que se trouve le germe initial de l'altruisme.

Quel jugement porter sur cette théorie? L'énumération des causes n'est peut-être pas complète ; peut-être n'envisage-t-elle pas tous les côtés de la question. Ainsi pourquoi ne pas faire intervenir de suite avec le toucher, tous les autres sens et en particulier l'odorat? Puis n'y a-t-il pas lieu de se rappeler qu'il y a chez les êtres vivants supérieurs un superflu d'activité vitale ; ce superflu est dépensé en partie par le jeu. Pourquoi l'altruisme ne serait-il pas aussi un jeu?

Mais peu importe ici ; ce fait n'en paraît pas moins établi : *de l'instinct sexuel est au fond de l'altruisme.*

Ceci admis, revenons aux premiers hommes : cette fois, ils ont évolué hors de l'animalité, ils sont déjà conscients, ils commencent à se souvenir, à comparer, à juger. Le penchant qui attire les sexes s'idéalise par l'apparition de la sélection : l'amour est né. L'homme ne va plus à la femme inconsciemment, brutalement ; il jouit, avant la possession, par le souvenir individuel ou héréditaire ; il embrasse, il sent, il regarde, il entend ; bientôt même il tressaillira de plaisir en face de la beauté morale, lorsqu'il sera parvenu à des conceptions immatérielles, c'est-à dire très générales.

Or, chez les races bien douées, toute cette volupté associée à l'acte sexuel, greffée sur lui en quelque manière, finira par se développer à outrance. Elle se présentait jadis à propos de l'acte reproducteur, comme une plante parasite : maintenant, le désir sexuel, bien que toujours au fond de tout l'être ne sera perçu dans le moi conscient qu'après et par cette volupté associée.

Puis cette volupté, limitée au début à la femme, se généralisera ; elle pourra être ressentie par le contact de toute chair : l'homme ira vers l'homme et pour le plaisir de l'embrassement ; il deviendra altruiste, capable de sympathie d'émotions tendres d'apparence non-sexuelles. Mais l'instinct est au fond ; fatalement l'association le réveille :

Et alors apparait la forme primitive de l'altruisme : la pédérastie, avec toutes ses conséquences charnelles.

Ce phénomène a dû être précoce; il a dû se manifester bien avant que les hommes fussent parvenus à la notion, même inconsciente, de l'intérêt général.

Comme ces idées expliquent rationnellement certaines données de l'histoire sociale de l'humanité !

La pédérastie a été répandue par tout le monde ancien depuis les temps les plus reculés; elle s'éteint, comme phénomène physiologique et psychologique surtout, le jour où les notions morales des hommes se sont trop dépeloppées dans le sens de l'idéal et de l'immatériel : le divorce *apparent* entre l'amour et le plaisir sexuel s'est accentué dans la *conscience*,

Et il suit de là une théorie sur l'évolution de l'amitié. Elle est née de l'amour; puis elle a évolué parallèlement, se purifiant pour ainsi parler, s'idéalisant de plus en plus. L'amour se transformait, lui aussi; mais l'amitié a marché plus vite. Chez les Grecs du ve et du ive siècle, on assiste aux dernières manifestations de la forme primitive de l'altruisme; déjà des protestations se font entendre dans la bouche d'un Socrate et d'un Platon contre le côté charnel : l'amitié intellectuelle se lève.

Mais un phénomène psychologique aux racines si profondes, ne disparaît pas brusquement. Sous l'empire romain, la pédérastie est très fréquente encore, mais elle n'est plus qu'un acte extérieur, sa base psychologique a disparu; ou plutôt elle n'a pas disparu, elle s'est transformée.

Il y a là un fait qui montre l'évolution naturelle de l'humanité vers l'intellectualisme; au début, l'amour des hommes avec son côté spirituel, germe de l'amitié moderne, et son côté matériel qui est la pédérastie; le côté spirituel grandit de plus en plus, parti de presque rien; il étouffe le côté matériel et la pédérastie partie de la brute, retourne à la brute.

Même de nos jours encore : combien d'amitiés qui reposent sur de pures convenances corporelles? Quel sens aux jalousies de l'amitié? Et dans le même ordre d'idées pourquoi le fréquent égoïsme des frigides?

Et maintenant, si l'on croit avec M. Guyau, (1)

(1) Les problèmes de l'esthétique contemporaine.

qu'aucun phénomène n'est isolé en nous, que tout plaisir vraiment profond est la conscience sourde d'une harmonie générale, on peut comprendre comment chez les Grecs l'amour des hommes semble dériver d'un sentiment esthétique, l'idolâtrie sensuelle de la beauté. Le sentiment esthétique ne se peut considérer indépendamment de l'instinct sexuel. Toutes nos fonctions même peuvent revêtir un caractère esthétique ; désirer, aimer, admirer, jouir, ce sont des modes d'activité de l'être, identiques dans le fond : ils sont associés, enchevêtrés chez les races jeunes comme chez les enfants ; et non pas seulement en vertu d'une origine profonde commune, mais par l'effet de l'expérience indéfiniment repêtée de l'espèce. C'est pourquoi chez les Grecs sensuels, le sentiment esthétique a été la corde qui touchée la première a fait vibrer tout le système.

L'être évolué, conscient, va réveiller l'être premier dont il dérive et qui baignant le premier, vit d'une vie sourde et végétative : l'effet remonte à la cause.

Les lignes qui suivent, omises à leur vraie place doivent figurer page 10 avant le paragraphe qui commence par les mots : N'est-ce pas là la peinture.

Dans tous les Dialogues de Platon, dans les *Mémorables* et le *Banquet* de Xénophon, il n'est pas dépeint un seul amour qui ne parle d'un homme pour s'adresser à un autre homme. Est-ce à dire qu'il ne soit jamais question des femmes ? A la vérité il en est parlé par endroits, mais si peu. On voit bien : dans l'esprit des Grecs éclairés, de ceux qui se piquaient de vivre la vie intellectuelle, et ils étaient nombreux, les femmes ne méritaient pas d'être aimées. Ils ne l'affirmaient peut-être pas tous, mais tous le pensaient au moins obscurément. Si l'on veut chercher l'expression bien nette de ces sentiments du Ve et du IVe siècle il faut descendre jusqu'à la Grèce romaine et ouvrir le petit traité de Plutarque *sur l'Amour*. Le philosophe Protogènes y parle comme sentait un contemporain de Périclès. « Que l'on assouvisse avec les femmes, le désir de la volupté » ; il faut bien d'ailleurs perpétuer l'espèce. « Mais cette impétuosité qui pousse l'homme avec tant de force et de véhémence qu'il serait malaisé de le retenir, ce n'est pas en parler dignement ni pertinemment que de l'appeler amour. (1) » Il cite le mot d'Aristippe : quelques amis, pour le dégoûter de la courtisane Laïs, lui disaient qu'elle ne l'aimait point. « Et moi non plus, s'écria-t-il,

(1) Plutarque. *De l'Amour*. Traduction d'Amyot.

je n'aime pas le bon vin ni le bon poisson, mais j'en use avec plaisir. »

Dans le *Phèdre*, Socrate fait allusion aux sages des anciens temps, hommes et femmes qui se sont occupés de l'amour. Quelles sont ces femmes ? Il ne les nomme pas, mais quelques lignes plus bas, il y a une citation de Sapho.

Il méprise les gens élevés parmi les matelots, la plus basse classe pour les Socratiques. « Ils n'ont jamais entendu parler de l'amour des honnêtes gens » (1). Ce sont eux qui adorent la Vénus populaire née du mâle et de la femelle ; ils aiment sans choix « non moins les femmes que les hommes » dit Pausanias, ils ignorent le culte de la Vénus céleste. Elle n'est pas née de la femelle mais du mâle seul ; l'amour qui l'accompagne ne recherche que les jeunes gens.

Lorsque Phèdre a chanté le dévouement réciproque de l'amant et de l'aimé, il ajoute cette phrase caractéristique : « Et non seulement des hommes, *mais des femmes mêmes* ont donné leur vie pour sauver l'objet de leur amour. (2) Jusqu'à des femmes ! Phèdre en tire la seule conclusion que l'Amour est un dieu bien puissant.

Mais c'est le poète comique Aristophane, encore un convive du *Banquet,* qui, par son mythe bizarre sur la constitution des premiers hommes jette un jour singulier sur les mœurs de son temps. Il explique et classe toutes les espèces de l'amour humain. Il y en a trois : l'homme pour l'homme, l'homme pour la femme, la femme pour la femme. L'amour entre sexes différents est de tous le

(1) *Le Banquet.* (2) Idem.

plus inférieur ; bien au dessus est l'amour de la femme pour la femme ; mais bien au dessus encore, le plus noble, le seul vrai, le seul éternel, l'amour de l'homme pour l'homme.

Rapprochez tous les faits analogues, épars çà et là dans la littérature grecque, depuis Homère jusqu'à Plutarque et Athénée, et cette conclusion s'impose :

Chez les Grecs, l'homme a été aimé par l'homme ; cet amour s'est manifesté à l'extérieur par des actes, et les mêmes actes, de tout temps, ont exprimé le penchant naturel qui précipite irrésistiblement et l'un vers l'autre, l'homme et la femme.

Tels sont les faits : mais dans quelles modifications intimes de tout l'être des Grecs trouvaient-ils leurs raisons ? cet amour, de quelle façon les Grecs le percevaient-ils en leur conscience ?

Ici il y a un danger : de prendre l'opinion toute particulière de Socrate et surtout de Platon pour la croyance générale de leurs contemporains. Par bonheur et malgré la prépondérance du personnage de Socrate, grâce à la méthode même de la dialectique platonicienne et à la forme dialoguée, il est facile de reconstituer l'expression intérieure de ces passions chez des hommes comme Alcibiade, Pausanias, Agathon, et tant d'autres. Socrate et bien plus encore Platon, sages de mœurs austères et spiritualistes à outrance, n'ont pas voulu à cet amour une origine d'en bas : Socrate le proclame un délire qui vient des dieux, et plus noble que la sagesse qui vient des hommes ; c'est le regret mystérieux de la beauté toute rayonnante des essences divines que l'âme contemplait autrefois, avant d'être unie au corps.

Mais ces mots de délire, de beauté divine, cet enthousiasme brûlant, ce ton lyrique et inspiré, c'est la traduction par le philosophe-poète des sentiments moins immatériels mais plus humains de ses compatriotes. Il faut, pour mettre en quelque sorte au point, s'attacher dans Platon à l'idée seule, la dépouiller des couleurs magiques et un peu orientales dont les a revêtues le divin philosophe, et leur donner un vêtement plus charnel, comme aurait pu le faire et le faisait un Albiade et un Agathon.

« Lorsque (1) l'homme aperçoit une figure qui rayonne la beauté céleste, un corps qui par ses formes lui rappelle l'essence première, il sent d'abord comme un frisson...; puis il fixe ses regards sur l'objet aimable et il l'adore comme un dieu ; s'il ne craignait pas de voir traiter son enthousiasme de folie, il immolerait des victimes à l'objet de sa passion comme à une idole. A sa vue, ainsi qu'un homme brûlé par la fièvre, il change de visage, la sueur coule sur son front, un feu innaccoutumé se glisse dans ses veines ; sitôt qu'il a reçu par les yeux l'émanation de la beauté, il ressent cette douce chaleur qui nourrit les ailes de son âme... Mais quand elle est séparée de l'objet aimé, l'ennui la consume... En proie au désir, les ailes s'agitent, elles s'en vont battre toutes les issues, et l'âme aiguillonnée devient furieuse et folle de souffrance, et en même temps le souvenir de la beauté l'inonde de joie... Dans la confusion où la jettent ces étranges émotions, elle est plongée dans l'angoisse, dans la frénésie, elle ne peut ni la nuit reposer, ni le jour

(1) *Phèdre*

goûter quelque tranquillité. Mais sa passion l'excite, elle s'élance partout où elle peut rencontrer sa chère beauté. L'a-t-elle revue... l'âme respire enfin, elle ne sent plus l'aiguillon de la douleur et jouit pendant ces instants trop courts de la plus délicieuse volupté. Aussi l'amant ne veut-il plus se séparer de son bien aimé, rien ne lui est tant précieux ; mère, frère, amis, il oublie tout ; sa fortune négligée se perd, il ne s'en émeut point ; ses devoirs, les convenances que naguères il tenait à honneur de respecter, plus rien ne le touche ; il consent à être esclave, il veut bien s'endormir, mais ce sera le plus près possible de son bien-aimé.

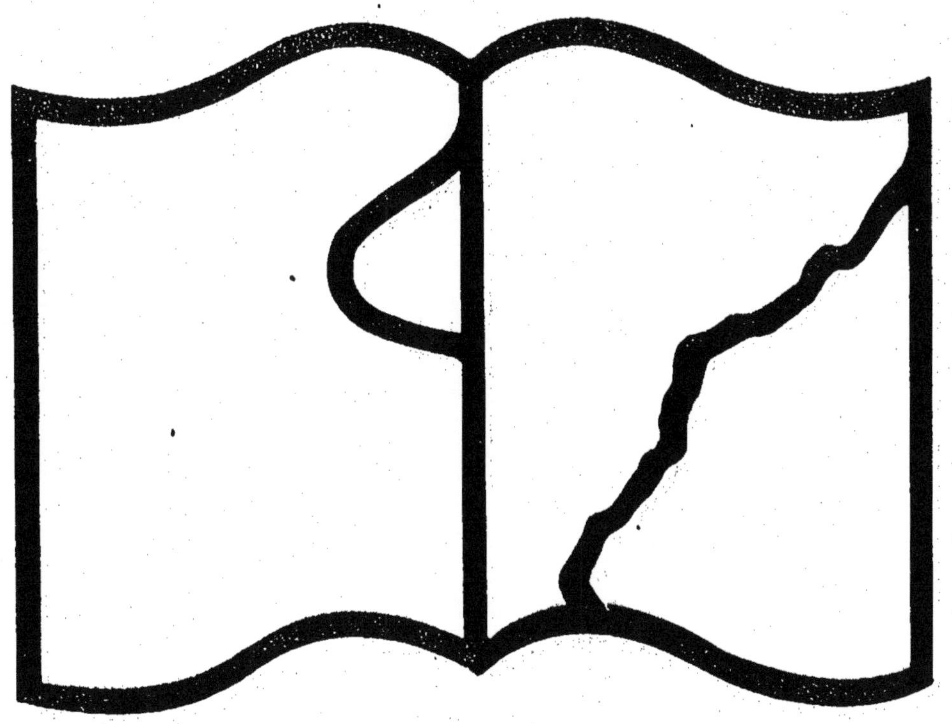

Texte détérioré — reliure défectueuse

NF Z 43-120-11

www.ingramcontent.com/pod-product-compliance
Ingram Content Group UK Ltd.
Pitfield, Milton Keynes, MK11 3LW, UK
UKHW020454230726
13925UKWH00005B/1941

9 782013 694902